市民健康普及教育丛书

骨质疏松科普100问

主 编 夏冬冬

副主编 刘 婷 徐红余

ZHEJIANG UNIVERSITY PRESS

浙江大学出版社

·杭州·

图书在版编目（CIP）数据

骨质疏松科普100问 / 夏冬冬主编. -- 杭州 : 浙江大学出版社，2023.5
ISBN 978-7-308-23427-6

Ⅰ. ①骨… Ⅱ. ①夏… Ⅲ. ①骨质疏松—防治—问题解答 Ⅳ. ①R681-44

中国版本图书馆CIP数据核字(2022)第245842号

骨质疏松科普100问

GUZHI SHUSONG KEPU 100 WEN

夏冬冬 主编

策划编辑 柯华杰
责任编辑 李 晨
文字编辑 沈巧华
责任校对 汪荣丽
封面设计 林智广告
出版发行 浙江大学出版社
（杭州市天目山路148号 邮政编码 310007）
（网址：http：//www.zjupress.com）
排 版 杭州林智广告有限公司
印 刷 杭州捷派印务有限公司
开 本 889mm×1194mm 1/32
印 张 3
字 数 44千
版 印 次 2023年5月第1版 2023年5月第1次印刷
书 号 ISBN 978-7-308-23427-6
定 价 25.00元

市民健康普及教育丛书

编委会

总 序

SERIES FOREWORD

疾病，自古以来就是人类无法绕过的话题，它与人类相伴相随，一直影响着人类社会和人类文明。随着科技的飞速进步及社会的不断发展，人类在与疾病的斗争中不断取得胜利，人类对于自身的健康有了越来越多的主动权。特别是近年来，随着国民健康意识的不断提升，越来越多的人关注健康问题，追求“主动健康”。国家也在以前所未有的力度推进“健康中国”建设，倡导健康促进理念，深入实施“将健康融入所有政策”。2019 年 7 月，国务院启动“健康中国行动（2019—2030 年）”，部署了 15 个专项行动，其中第 1 项就是“健康知识普及行动”，这也凸显了国家对健康知识普及工作的重视。

健康科普是医务工作者的责任，也是医务工作者的义务。人们常说，“医者，有时是治愈，常常是帮助，总是去安慰”。作为医生，我们在临床工作中，发现许多患者朋友有共同的问题或困惑，如果我们能够提前做好科普，答疑解惑，后续的治疗就能事半功倍。通过科普书籍传递健康知识，打破大众的医学认知壁垒，能为未病者带去安慰，增强健康知识储备；为已病者提供帮助，使其做一个知情的患者；给久病者以良方，助其与医生共同对付难缠的疾病。这就是编写本丛书的初衷，也是编写本丛书的目的。

都说医生难，其实大部分没有医学知识的普通民众更难。面对庞杂的医疗信息，面对各地不均衡的医疗水平，面对复杂的疾病，一方面要做自己健康的第一责任人，另一方面还要时刻关注家人的身心健康。我作为医生同时又是医院管理者，也一直在思考能为广大民众做点什么，以期既能够治愈来医院就诊的患者，又能为出于这样或那样的原因不能来医院面诊的患者解决问题。

这套科普丛书，就可以解决这个问题。它以医学知识普及为目的，从医生的专业角度，为患者梳理了常见疾病预防治疗的建议。丛书共 15 册，涵盖了情绪管理、居家护理、肥胖、睡眠、糖尿病、肾脏病、糖尿病肾脏病、口腔健康、呼吸系统疾病、骨质疏松、脑卒中、心脏病、高血压、女性卵巢保护、前列腺疾病 15 个主题。每册包含 100 个常见问题（个别分册包含 100 多个常见问题），全书以一问一答的形式，分享与疾病相关的健康知识。丛书的编者都拥有丰富的临床经验，是各科室和学科专业的骨干。丛书分享的知识点都是来源于一线医务工作者在疾病管理中的实践经验，针对性强。通过阅读，你可以快速而有针对性地找到自己关心的问题，并获得解决问题的办法，从而解除健康困扰。你也可以从别人的问题中受到些许启发，从而在守卫健康的过程中少走一些弯路，多做一些科学的、合理的选择，养成良好的健康生活方式。因此，特撰文以推荐，希望我们这个庞大的医生朋友团队用科普的力量，在促进健康的道路上与你一路同行。

未病早预防，有病遇良方，愿大家都能永葆健康！

陈刘敏

2023 年 3 月

序

FOREWORD

骨质疏松是常见的骨骼疾病，是一种以骨量低、骨组织微结构损坏，导致骨脆性增加，易发生骨折为特征的全身性骨病。骨质疏松是一种与增龄相关的骨骼疾病。随着我国人口老龄化加剧，骨质疏松患病率快速攀升，已成为重要的公共健康问题。尽管我国骨质疏松的患病率高，危害极大，但公众对骨质疏松的知晓率及诊断率仍然很低，分别仅为 7.4% 和 6.4%；甚至在脆性骨折发生后，骨质疏松的治疗率也仅为 30%。因此，我国骨质疏松的防治面临患病率高，但知晓率、诊断率、治疗率低（“一高三低”）的严峻挑战；同时，我国骨质疏松的诊疗水平在地区间和城乡间尚存在明显差异。本书主要参照《原发性骨质疏松症诊疗指南（2022）》，内容涉及骨质疏松概述、骨质疏松的发病机制、骨质疏松的危险因素及风险评估、骨质疏松的临床表现、骨质疏松的诊断、骨质疏松的防治等六个方面。采取一问一答的形式进行介绍，实用性强，旨在专业地回答患者的疑问，并向其解读常见问题，同时给骨质疏松相关医务工作同仁提供专业理论，指导临床骨质疏松的诊治。

以夏冬冬博士为主编的该书编者，是来自骨科、内分泌科、妇科、老年科等临床科室的中青年专家，具有扎实的理论基础和丰富的临床经验，他们深度解读最新指南，为高质量编写该书奠定了坚实的基础。我非常愿意推荐该书，相信骨质疏松患者和相关医疗人员通过阅读该书均会有很大的收获。

上海交通大学附属第六人民医院骨质疏松和骨病科

上海市骨疾病临床研究中心主任

中华医学会骨质疏松和骨矿盐疾病分会主任委员

章振林

前 言

PREFACE

骨质疏松是个“无声杀手”，早期通常没有明显的临床表现，但是通过细微的信号，还是能给我们敲响警钟的。常常听说周边的中老年人出现身高降低、驼背或者腰酸背痛的情况，有些甚至出现摔跤后骨折的情况，而这些都可能是由骨质疏松造成的，很多患者就是在发生骨折后才被确诊骨质疏松的。骨质疏松是正常的衰老现象？骨质疏松是老年人才患的疾病？补钙可以治疗骨质疏松？骨质疏松性骨折手术后可痊愈？如何正确地认识骨质疏松？……很多患者有很多的疑问。如何正确管理骨质疏松患者？大部分医务工作人员心存疑虑，尤其是基层工作人员。

我们本着严谨专业的态度，邀请从事骨质疏松诊治的医师参与本书的编写。在这一年多的编写过程中，参编人员广泛寻找资料，结合最新指南，对本书进行了认真细致的编写校对，以期达到实用且内容新的目的。

在这里要感谢以下编者的付出（按照内容先后排

名）：马倩倩参与编写骨质疏松概述，郁静嘉参与编写骨质疏松的临床表现及诊断，岑寅参与编写骨质疏松的防治。

感谢“宁波医疗卫生高端团队重大攻坚项目（Ningbo Top Medical and Health Research Program No.2022020304）”的支持。

尽管我们做了很大的努力，但本书仍可能存在不足之处，希望读者给予批评指正，以便我们及时修订完善。

目录

CONTENTS

一 骨质疏松概述

二 骨质疏松的发病机制

三 骨质疏松的危险因素及风险评估

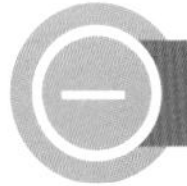

骨质疏松概述

1 什么是骨质疏松?

骨质疏松是常见的骨骼疾病，是一种以骨量低、骨组织微结构损坏，导致骨脆性增加，易发生骨折为特征的全身性骨病。这一定义是 1994 年世界卫生组织（World Health Organization，WHO）专家组提出的。2001 年美国国立卫生研究院（National Institutes of Health，NIH）定义为以骨强度下降和骨折风险增加为特征的骨骼疾病。骨量降低是骨质疏松性骨折的主要危险因素，同时还存在其他危险因素。

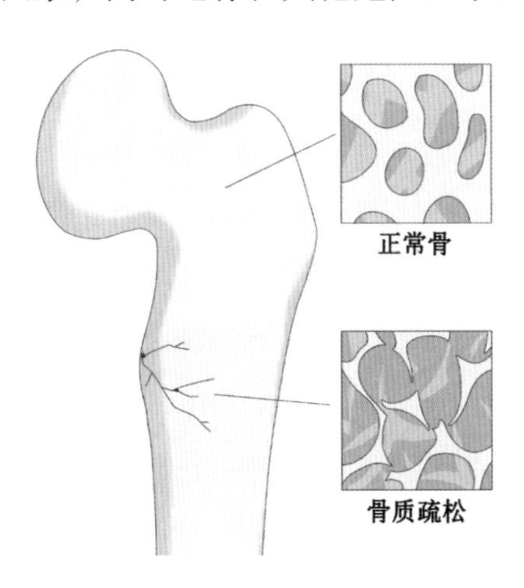

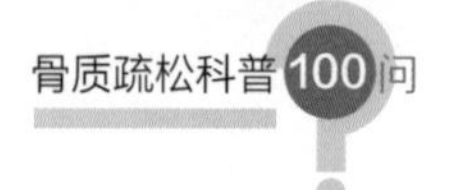

2 什么是骨量减少？

骨量减少就是骨量降低，是介于正常骨与骨质疏松之间的一种状态，如果不干预，任其发展，很可能会发展为骨质疏松，甚至出现骨折，所以骨量减少是骨质疏松的前期状态。

3 骨质疏松有哪些类型？

骨质疏松分为原发性和继发性两大类，原发性骨质疏松包括绝经后骨质疏松（Ⅰ型）、老年骨质疏松（Ⅱ型）和特发性骨质疏松（包括青少年型）。绝经后骨质疏松一般发生在女性绝经后 5~10 年内，老年骨质疏松一般指 70 岁以后发生的骨质疏松，特发性骨质疏松主要发生在青少年时期。继发性骨质疏松指由影响骨代谢的疾病或药物及其他明确病因导致的骨质疏松。

4 我国骨质疏松的发病率是多少？

2018 年，国家卫生健康委员会组织中国疾病预防控制中心慢性非传染性疾病预防控制中心、中华医学会骨质疏松和骨矿盐疾病分会等单位，抽样选取全国11个省份44个县（区）的2万余人，开展了首次中国居民骨质疏松流行病学调查。骨质疏松已经成为我国50岁以上人群的重要健康问题，中老年女性骨质疏松问题尤为严重。调查显示，50岁以上人群骨质疏松患病率为19.2%，其中男性为6.0%，女性为32.1%，城市地区为16.2%，农村地区为20.7%。65岁以上人群骨质疏松患病率达到32.0%，其中男性为10.7%，女性为51.6%，城市地区为25.6%，农村地区为35.3 %。

5 骨质疏松和骨质增生有相关性吗?

骨质疏松和骨质增生是两种不同的疾病。骨质增生又称为增生性骨关节炎、骨性关节炎等，是构成关节的软骨、椎间盘、韧带等软组织变性、退化，导致关节边缘形成骨刺、滑膜肥厚等，从而出现骨破坏，引起继发性骨质增生，导致关节变形，当受到异常载荷时，出现关节疼痛、活动受限等症状的一种疾病。而骨质疏松是一种以骨量低、骨组织微结构损坏，导致骨脆性增加，易发生骨折为特征的全身性骨病。在症状表现上，它们也有很大的不同。骨质疏松的症状主要为腰背部疼痛，身高降低，驼背，容易发生骨折，症状严重的可能出现胸闷、呼吸困难、腹胀、便秘等内脏功能障碍；而骨质增生的症状主要为关节疼痛、关节肿胀、关节僵硬、关节活动范围受限等，可能造成关节畸形、肌肉萎缩等严重后果。老年人经常同时患有上述两个疾病。

6　什么是骨质疏松性骨折?

骨质疏松性骨折（或称脆性骨折）是指受到轻微创伤（相当于从站立高度或更低的高度跌倒）即发生的骨折，是骨质疏松的严重后果。骨质疏松性骨折的常见部位包括椎体（胸、腰椎）、前臂远端、髋部（股骨近端）、肱骨近端和骨盆等，其中椎体骨折最常见。其他如肋骨、跖骨、腓骨、骨盆等部位亦可发生骨折。骨质疏松性骨折发生后，再骨折的风险显著增加。

7　骨质疏松性骨折的发病率是多少?

截至 2019 年，全球有 2 亿女性罹患骨质疏松，而每 3 秒就有 1 例骨质疏松性骨折发生，其中 50% 的女性和 20% 的男性在 50 岁后会遭遇 1 次骨质疏松性骨折。我国目前主要骨质疏松性骨折（腕部、椎体和髋部）约为 269 万例次，预计到 2035 年约为 483 万例次，到 2050 年约达 599 万例次，女性一生发生骨质疏松性骨折的危险性（40%）高于患乳腺癌、子宫内膜癌和卵巢癌危险性的总和，男性一生发生骨质疏松性骨折的危险性（13%）高于患前列腺癌的危险性。

8 哪些人群容易患骨质疏松?

（1）骨质疏松“偏爱”瘦小老太太：高龄，女性，体重过轻［体重指数（body mass index，BMI）小于 $19kg/m^2$］。

（2）45 岁之前绝经的女性，或 50 岁之前切除卵巢又没有进行雌激素替代治疗的女性。

（3）有骨质疏松家族史的人：父母曾被诊断有骨质疏松或曾在轻微跌倒后骨折，或者父母中一人有驼背畸形。

（4）长期大量饮酒，或者长期吸烟的人。

（5）不运动、不晒太阳、不喝奶、不补钙的人。

（6）患有风湿性关节炎、类风湿关节炎、甲状腺疾病、甲状旁腺疾病、1 型糖尿病或克罗恩病的人。

（7）长期服用糖皮质激素，过量服用甲状腺素、抗惊厥药物、抗凝药物的患者，进行乳腺癌内分泌治疗的患者，以及前列腺癌去势术后患者等。

（8）因雄激素过低而出现阳痿或者缺乏性欲症状的中青年男性。

建议有以上风险因素的人群尽早接受骨密度检测，了解自身的骨骼健康情况。

9 为什么绝经后的女性容易患骨质疏松?

绝经后骨质疏松一般发生在女性绝经后 5~10 年内。绝经后容易患骨质疏松主要是由于绝经后雌激素水平降低，雌激素对破骨细胞的抑制作用减弱，破骨

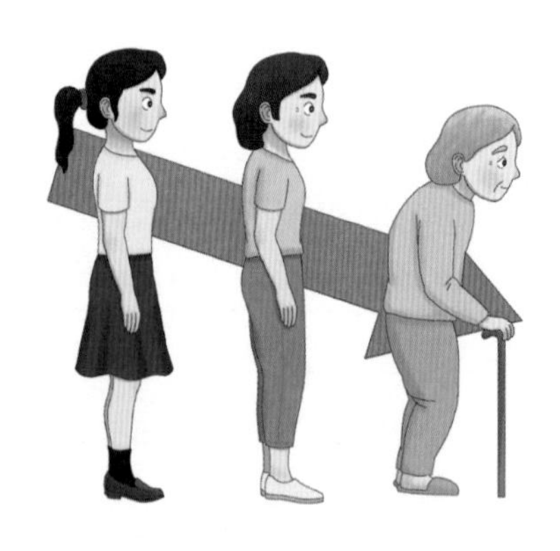

细胞数量增加、凋亡减少、寿命延长，导致其骨吸收功能增强。尽管成骨细胞介导的骨形成亦有增加，但不足以代偿过度骨吸收，骨重建活跃和失衡致使小梁骨变细或断裂，皮质骨孔隙度增加，导致骨强度下降。雌激素减少降低骨骼对力学刺激的敏感性，使骨骼呈现类似于废用性骨丢失的病理变化。

10 儿童和青少年会不会患骨质疏松?

儿童和青少年也会患骨质疏松，在儿童和青少年中，原发性骨质疏松主要见于有潜在遗传疾病的儿童和青少年，常合并特殊的家族史；继发性骨质疏松主要起因于慢性病及其相关治疗，比如糖皮质激素的治疗等。儿童和青少年的骨折风险因素主要包括年龄、性别、既往骨折史、基因倾向、营养不良、体重、过度运动或者运动不足等。

11 骨质疏松是不是自然衰老的结果?

骨质疏松不是自然的生理衰老，而是常见的骨骼疾病，是一种以骨量低、骨组织微结构损坏，导致骨脆性增加，易发生骨折为特征的全身性骨病。骨质疏松可发生于任何年龄，多见于绝经后的女性和老年男性。在骨质疏松发生的危险因素中，年龄只是其中一个不可控的因素，另外，种族因素、女性绝经史、脆性骨折家族史及不健康的生活方式均可影响骨密度情况。所以在老年人中，有很多人没有出现骨量降低或仅出现骨量降低，并不会发展为骨质疏松。

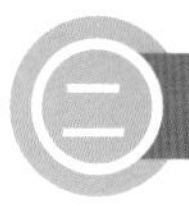

二 骨质疏松的发病机制

12 骨骼是如何形成的？

骨骼具备完整的层级结构，包括Ⅰ型胶原的三股螺旋结构、非胶原蛋白及沉积于其中的羟基磷灰石。骨骼的完整性由不断重复、时空偶联的骨吸收和骨形成过程维持，此过程称为“骨重建”。骨重建由成骨细胞、破骨细胞和骨细胞等组成的骨骼基本多细胞单位实施。

13 什么是峰值骨密度？

峰值骨密度（peak bone desity, PBD）是指人骨质生长期获得的最大骨矿物质含量。骨密度或称骨矿物质含量，反映骨组织的矿物质含量，也称为骨量，是衡量和评价骨组织健康水平的关键指标之一。人类骨密度的改变也经历了生长、发育和衰老的过程，骨密度在儿童期和青春期迅速上升，人在30岁左右骨成熟时骨密度达高峰，男性32岁、女性28岁骨密度最高，此时的骨密度称为初始骨密度或峰值骨密度。通常人在20~39岁时骨密度达峰值，此后开始下降。女性绝经后下降更快，至70岁时骨密度峰值减少30%。所以，女性绝经年龄越小，骨质疏松发生越早，而且程度越重。而男性因性激素水平是逐渐下降的，故骨丢失较缓慢，65岁后骨密度才开始下降，到70岁才达到骨质疏松的低骨密度水平。

14 峰值骨密度受哪些因素影响?

（1）种族：黑种人的骨密度一般高于白种人和黄种人，这与遗传因素、生活环境及饮食结构有关。

（2）年龄：35岁左右骨密度达到峰值。35岁以前，骨密度为上升阶段；35岁以后，骨密度随年龄的增长而下降。

（3）性别：女性骨密度一般较同年龄男性低；35岁后随着年龄增长，女性骨密度的下降速度会明显高于男性骨密度的下降速度。

（4）体重：肥胖者骨密度值高于瘦弱者。

（5）运动：运动员和体力劳动者的骨密度明显高于长期卧床者。

（6）营养：饮食结构可影响骨密度，特别是食物中钙、磷、蛋白质的摄入对骨密度的改变有长远的影响。

（7）生活习惯：长期大量饮酒、吸烟、喝浓茶及饮用咖啡者，骨密度可有不同程度的下降。

（8）服用药物：服用含铝的抗酸药及糖皮质激素等，也会影响骨密度。

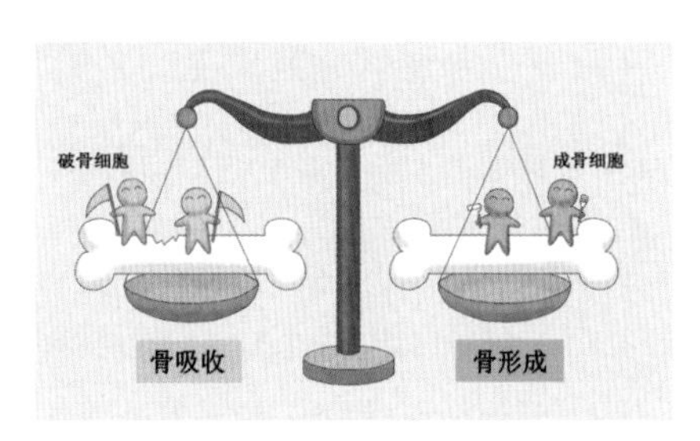

15 骨骼有哪些功能?

骨骼主要有以下几个功能：支撑功能，包括脊柱、髋关节、下肢，它们是主要的承重系统；运动功能，人体组织的肌肉牵拉骨骼组成运动系统；保护功能，如肋骨、整个胸腔对心和肺具有保护作用，颅骨可以保护脑组织；造血功能，骨骼有大量的骨松质，具有造血功能；储存功能，骨骼储存着人体内主要的钙和磷。

16 骨质疏松的骨代谢特点有哪些?

成年前骨骼不断构建、塑形和重建。骨形成和骨吸收的正平衡使骨量增加并达到峰值，成年期骨重建平衡维持骨量，此后随年龄增长，骨形成与骨吸收呈负平衡，骨重建失衡造成骨丢失。绝经后易患骨质疏松主要是由于绝经后雌激素水平降低，雌激素对破骨细胞的抑制作用减弱，破骨细胞数量增加、凋亡减少、寿命延长，导致其骨吸收功能增强。尽管成骨细胞介导的骨形成亦有增加，但不足以代偿过度骨吸收，骨重建活跃和失衡致使小梁骨变细或断裂，皮质骨孔隙度增加，导致骨强度下降。雌激素减少降低骨骼对力学刺激的敏感性，使骨骼呈现类似于废用性骨丢失的病理变化。老年性骨质疏松的发生一方面是由于增龄造成骨重建失衡，骨吸收与骨形成的比值升高，导致进行性骨丢失；另一方面是由于雌激素缺乏使免疫系统持续低度活化，处于促炎性反应状态。炎性反应介质刺激破骨细胞并抑制成骨细胞，造成骨量减少。

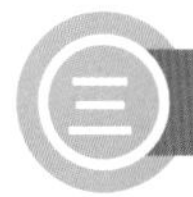

三 骨质疏松的危险因素及风险评估

17 骨质疏松会有哪些严重的并发症?

骨质疏松主要有三个比较严重的并发症：①骨折。骨密度降低，极易发生脆性骨折。②疼痛。患者会浑身疼痛，特别是腰部、胸腰椎及背部疼痛，只要是全身有骨组织的地方都可能出现疼痛不适。③驼背。表现为胸腰椎的后凸畸形，驼背以后导致胸廓变形，连呼吸功能都可能受到影响。

18 骨质疏松的危险性到底有多大?

骨质疏松初期通常没有明显的临床表现，被认为“寂静的疾病”，其静悄悄地变化，随着病情的发展，骨量的不断降低，骨微结构破坏，患者会出现骨痛、脊柱变形的情况，骨质疏松最严重的后果是骨折。骨质疏松性骨折的危害巨大，是老年患者致残和致死的主要原因之一。发生髋部骨折后 1 年之内，20% 的患者会死于各种并发症，约 50% 的患者会致残，生活质量明显下降。而且，骨质疏松性骨折的医疗和护理，还会造成沉重的家庭和社会负担。预计到 2035 年，我国用于主要骨质疏松性骨折（腕部、椎体和髋部）的医疗费用将达到 1320 亿元；而至 2050 年，该部分医疗支出将攀升至 1630 亿元。

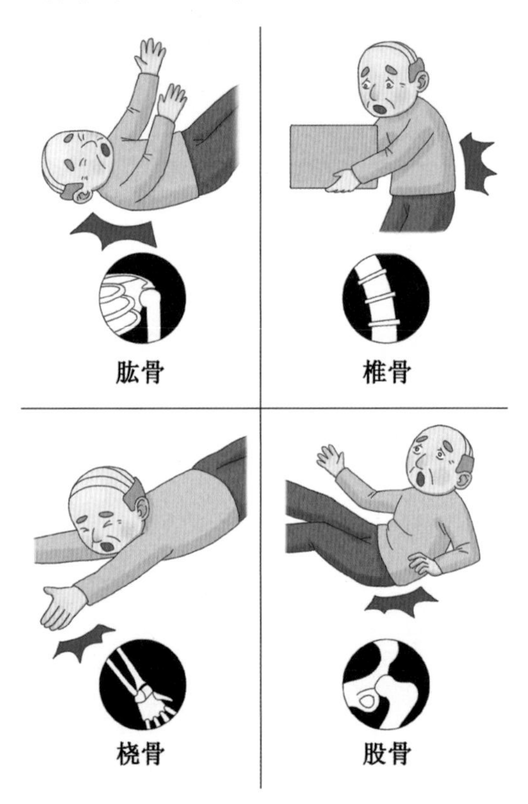

19 引起骨质疏松的危险因素有哪些？

骨质疏松是一种受多种危险因素影响的复杂疾

病，这里的危险因素指影响骨骼健康，造成骨量降低、骨微结构破坏，最终造成骨强度下降的相关因素。骨质疏松危险因素主要分为两大类：一类为不可控因素，主要有种族（患骨质疏松的风险：白种人高于黄种人，而黄种人高于黑种人）、年龄大、女性绝经、有脆性骨折家族史。另一类为可控因素，如不健康的生活方式，包括体力活动少、吸烟、过量饮酒、过多饮用含咖啡因的饮料、营养失衡、蛋白质摄入过多或不足、钙或维生素 D 缺乏、高钠饮食等。当然一些影响骨代谢的疾病及药物也可引起骨质疏松。

20 哪些疾病可以引起骨质疏松?

影响骨代谢的疾病包括性腺功能减退症、糖尿病、甲状腺功能亢进症等多种内分泌系统疾病，风湿免疫性疾病，胃肠道疾病，血液系统疾病，神经肌肉疾病，慢性肾脏病及心肺疾病等。

21 哪些药物可以引起骨质疏松?

影响骨代谢的药物可引起骨质疏松，包括糖皮质激素、抗癫痫药物、芳香化酶抑制剂、促性腺激素释放激素类似物、抗病毒药物、噻唑烷二酮类药物、质子泵抑制剂和过量甲状腺激素类药物等。

22 骨质疏松的风险评估工具有哪些?

骨质疏松是受多种危险因素影响的复杂疾病，对个体进行骨质疏松风险评估，能为疾病早期防治提供有益帮助。临床上评估骨质疏松风险的方法较多，这里推荐国际骨质疏松基金会（International Osteoporosis Foundation，IOF）骨质疏松风险一分钟测试题和亚洲人骨质疏松自我筛查工具（osteoporosis self-assessment tool for Asians，OSTA）。

23 IOF骨质疏松风险一分钟测试题是怎样的?

IOF 骨质疏松风险一分钟测试题是根据患者的简单病史，从中选择与骨质疏松相关的问题，由患者判断是与否，从而初步评估患者是否具有骨质疏松风险。该测试题简单明了，易于操作（见表 3-1），但仅用于初步筛查骨质疏松风险，不能用于骨质疏松的诊断。

表 3-1 国际骨质疏松基金会（IOF）骨质疏松风险一分钟测试题

问题	回答	
实际年龄是否超过 60 岁（女性）/70 岁（男性）？	是	否
50 岁之后是否有骨折史？	是	否
是否体重过低（BMI 小于 19kg/m^2）？	是	否
是否于 40 岁后身高降低超过 4cm?	是	否
父母任何一方是否有髋部骨折史？	是	否
是否存在以下任一情况：类风湿关节炎、消化道疾病（炎性肠病、乳糜泻）、糖尿病、慢性肾脏病、甲状腺或甲状旁腺疾病（甲状腺或甲状旁腺功能亢进症）、肺病（慢性阻塞性肺疾病）、长时间制动、艾滋病？	是	否
是否接受过以下药物治疗：类固醇激素（如持续服用泼尼松 3 个月及以上）、噻唑烷二酮类药物、器官移植术后免疫抑制剂、抗抑郁药、抗惊厥药、抗癫痫药？	是	否
女士回答： 是否存在以下任一情况：乳腺癌、接受芳香化酶抑制剂治疗乳腺癌、早绝经、不正常闭经、卵巢切除或因性腺功能减退而导致低雌激素水平？	是	否
男士回答： 是否存在以下任一情况：前列腺癌、接受雄激素剥夺治疗前列腺癌、低睾酮（性腺功能减退）、过量饮酒（每天超过 3 单位）和 / 或目前吸烟?	是	否

结果判断：上述问题，只要其中有一题回答结果为“是”，提示存在骨质疏松的风险，并建议进行骨密度检查或 FRAX® 风险评估。

24 亚洲人骨质疏松自我筛查工具（OSTA）是怎样的?

OSTA 基于亚洲 8 个国家和地区绝经后的妇女的研究，收集多项骨质疏松危险因素，并进行骨密度测定，从中筛选出 11 项与骨密度显著相关的危险因素，再进行多变量回归模型分析，得出具有较好敏感度和特异度的两项简易筛查指标，即年龄和体重。计算方法是：OSTA 指数 =［体重（kg）－年龄（岁）］×0.2。风险级别如表 3–2 所示。也可以通过简图（见图 3–1）根据年龄和体重进行快速查对评估。

表 3–2　OSTA 指数评价骨质疏松风险级别

风险级别	OSTA 指数
低	＞－1
中	－1～－4
高	＜－4

OSTA 主要根据年龄和体重筛查骨质疏松的风险，但需要指出的是，OSTA 所选用的指标过少，其特异性不高，需结合其他危险因素进行判断，且仅适用于绝经后的女性。

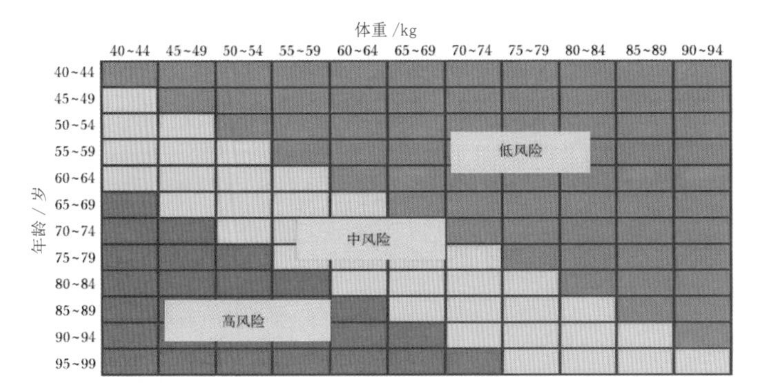

图 3-1 根据年龄和体重快速查对评估

25 什么是骨质疏松性骨折的风险预测工具（FRAX®）？

世界卫生组织推荐的骨折风险预测工具（fracture risk assessment tool，FRAX®），根据患者的临床危险因素及股骨颈骨密度建立模型，用于评估患者未来10年髋部骨折及主要骨质疏松性骨折（椎体、前臂、髋部或肩部）发生的概率。

FRAX® 工具的计算参数主要包括部分临床危险因素和骨密度，如表3-3所示。

表 3-3 FRAX® 计算依据的主要临床危险因素、骨密度及结果判断

危险因素	解释
年龄	模型计算的年龄是40~90岁，低于40岁或超过90岁，按照40岁或90岁计算

续表

危险因素	解释
性别	选择男性或女性
体重	填写单位是 kg
身高	填写单位是 cm
既往骨折史	指成年期自然发生或在轻微外力作用下发生的骨折，选择是或否
父母髋部骨折史	选择是或否
吸烟	根据患者现在是否吸烟，选择是或否
糖皮质激素	如果患者正在接受糖皮质激素治疗或接受过相当于泼尼松大于 5mg/d 超过 3 个月，选择是
类风湿关节炎	选择是或否
继发性骨质疏松	如果患者具有与骨质疏松密切关联的疾病，选择是，这些疾病包括 1 型糖尿病、成骨不全、长期未治疗的甲状腺功能亢进症、性腺功能减退症或早绝经（＜45 岁）、慢性营养不良或吸收不良、慢性肝病
过量饮酒	乙醇摄入量大于等于 3 单位每天为过量饮酒
骨密度	1单位相当于 8~10g 乙醇，相当于 285ml 啤酒或 120ml 葡萄酒或 30ml 烈性酒。 先选择测量骨密度的仪器，然后填写股骨颈骨密度的实际测量值（g/cm^2），如果患者没有测量骨密度，可以不填此项，系统将根据临床危险因素进行计算

结果判断：FRAX® 预测的髋部骨折概率大于等于 3% 或任何主要骨质疏松性骨折概率等于 20% 时，为骨质疏松性骨折高风

险，建议给予治疗；FRAX® 预测的任何主要骨质疏松性骨折概率为 10%~20% 时，为骨质疏松性骨折中风险；FRAX® 预测的任何主要骨质疏松性骨折概率小于 10% 时，为骨质疏松性骨折低风险。

26 哪些人需要用 FRAX® 工具评估骨折风险？

具有一个或多个骨质疏松性骨折临床危险因素，未发生骨折但骨量减少（骨密度 T 值为－1.0～－2.5）者，可通过 FRAX® 计算患者未来 10 年发生主要骨质疏松性骨折及髋部骨折的概率。对于 FRAX® 评估阈值为骨折高风险者，建议进行骨密度测量，并考虑给予治疗。对于骨密度未知患者，可先采用 FRAX® 软件计算未来骨折风险，再据此判断是否进行治疗。FRAX® 工具不适用于已接受有效骨质疏松药物治疗的人群。

四 骨质疏松的临床表现

27 为什么骨质疏松被称为“寂静的疾病”？

骨质疏松初期通常没有明显的临床表现，被认为“寂静的疾病”，其静悄悄地变化，随着病情的发展，骨量的不断减少，骨微结构破坏，患者会出现骨痛、脊柱变形的情况，骨质疏松最严重的后果是骨折。部分患者没有临床症状，仅在发生骨质疏松性骨折等严重并发症后才被诊断为骨质疏松。

28 跌倒在骨质疏松性骨折发生中的重要性如何?

骨质疏松性骨折致病因素可分为内、外两类。内部因素指骨本身的状况，包括骨密度和受力部位特征。骨密度越低，骨质疏松程度越重，发生意外后骨折的可能性越高；如果受到冲击的骨骼刚好处于应力集中的位置，比如髋关节，则外力容易汇聚于一点，断裂风险更大。外部因素主要指可能导致意外的行为或环境等。临床上，骨折的创伤按照损伤暴力的大小可分为低能量暴力、高能量暴力。低能量暴力指跌倒等生活中的意外，这类骨折患者以老年人为主；高能量暴力则指外力较大的情况，包括工地坠落、交通事故撞击、危险性运动等，在年轻人中更常见。跌倒是骨质疏松性骨折的独立危险因素，是患者致残的首要原因。

29 跌倒的危险因素有哪些?

跌倒是骨质疏松性骨折的独立危险因素，跌倒的危险因素包括环境因素和自身因素等。环境因素包括光线昏暗、路面湿滑、地面有障碍物、地毯松动、卫生间未安装扶手等。自身因素包括年龄大、患肌少症、视觉异常、感觉迟钝、患神经肌肉疾病、缺乏运动、平衡能力差、步态异常、有既往跌倒史、维生素D不足、营养不良、患心脏疾病、有体位性低血压、患抑郁症、患精神和认知疾病、服用药物（如安眠药、抗癫痫药及治疗精神疾病的药物）等。

30 老年人随着年龄的增长，身高降低，是正常的衰老现象吗?

随着年龄的增长，老年人椎体的椎间盘开始退化而变薄，每个椎间盘都变薄了，就会使整个脊柱的长度变短，所以人也就变矮了。但这个程度应该有一定的限度。如果老年时的身高较年轻时降低了 3 厘米以上，就要警惕是否发生了骨质疏松。严重的骨质疏松患者，因椎体压缩性骨折，可出现变矮或驼背等。多发性胸椎压缩性骨折可导致胸廓畸形，甚至影响心肺功能；严重的腰椎压缩性骨折可能会导致腹部脏器功能异常，引起便秘、腹痛、腹胀、食欲减低等不适。

31 骨质疏松患者通常会有哪些异常心理?

骨质疏松患者的心理状态常被忽略，主要的异常心理包括恐惧、焦虑、抑郁、缺乏自信心等。老年患者自主生活能力下降，特别是发生骨折后的老年患者，缺少与外界的接触和交流，会给患者造成巨大的心理负担。应重视和关注骨质疏松患者的心理，并给予必要的治疗。

五 骨质疏松的诊断

32 什么是骨密度？

骨密度全称为“骨骼矿物质密度”，指单位体积所含的骨量（体积密度）或者单位面积所含的骨量（面积密度），是骨骼强度的一个主要指标，以克每平方厘米（g/cm^2）表示。骨密度值是一个绝对值。不同的骨密度检测仪的绝对值均不相同。

33 常用的骨密度测量方法有哪些？

骨密度测量方法较多，不同方法在骨质疏松的诊断、疗效监测以及骨折危险性评估中的作用有所不同。目前临床和科研常用的骨密度测量方法有双能 X 线吸收法（dual energy X-ray absorptiometry，DXA）、定量计算机断层照相术（quantitative computed tomography，QCT）、外周骨定量 CT（peripheral quantitative computed tomography，pQCT）和定量超声（quantitative ultrasound，QUS）等。目前公认的骨质疏松诊断标准是基于 DXA 测量的结果。

34 哪些人需要进行骨密度测量?

我国已经将骨密度检测项目纳入40岁以上人群常规体检内容。

符合以下任何一条，建议行骨密度测定：

（1）65岁以上女性和70岁以上男性。

（2）64岁以下女性和69岁以下男性，有一个或多个骨质疏松危险因素者。

（3）有脆性骨折史的成年人。

（4）各种原因引起的性激素水平低下的成年人。

（5）X线影像显示骨质疏松改变者。

（6）接受骨质疏松治疗、进行疗效监测者。

（7）患有影响骨代谢的疾病或有使用影响骨代谢药物史者。

（8）IOF骨质疏松一分钟测试题回答结果是阳性者。

（9）OSTA结果小于等于－1者。

35 什么是双能X线吸收法（DXA）?

DXA是临床和科研常用的骨密度测量方法，可用于骨质疏松的诊断、骨折风险性预测和药物疗效评估，也是流行病学研究常用的骨骼评估方法。其主要测量部位是中轴骨，包括腰椎和股骨近端，如腰椎和股骨近端测量受限，可选择非优势侧桡骨远端 1/3（33%）。DXA 正位腰椎测量感兴趣区包括椎体及其后方的附件结构，故其测量结果受腰椎的退行性改变（如椎体和椎小关节的骨质增生硬化等）和腹主动脉钙化影响。DXA 股骨近端测量感兴趣区分别为股骨颈、大粗隆、全髋和 Wards 三角区，其中用于诊断骨质疏松的合适部位是股骨颈和全髋。另外，不同 DXA 机器的测量结果如未进行横向质控，则不能相互比较。新型 DXA 测量仪所采集的胸腰椎椎体侧位影像，可用于椎体形态评估和椎体骨折评估（vertebral fracture assessment，VFA）。

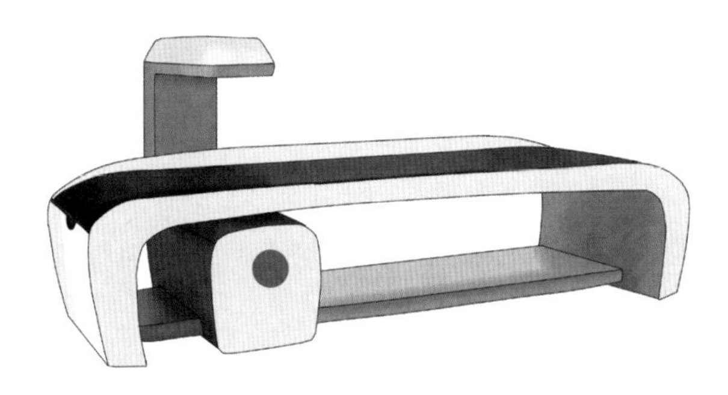

双能 X 线骨密度仪

36 DXA 测量结果中 T 值和 Z 值分别代表什么?

骨密度通常用 T 值（T-score）表示，T 值 =（实测值－同种族同性别正常青年人峰值骨密度）/ 同种族同性别正常青年人峰值骨密度的标准差。儿童、绝经前女性和 49 岁以下男性，其骨密度水平的判断建议使用同种族的 Z 值，Z 值 =（骨密度测定值－同种族同性别同龄人骨密度均值）/ 同种族同性别同龄人骨密度的标准差。

37 基于 DXA 测定骨密度的分类标准是怎样的?

基于 DXA 测定的骨密度是目前通用的骨质疏松诊断指标。对于绝经后的女性、50 岁以上男性，建议参照 WHO 推荐的诊断标准——基于 DXA 测定骨密度的分类标准（见表 5–1）：骨密度值低于同性别、同种族健康成年人的骨峰值 1 个标准差及以内的属正常；低 1~2.5 个标准差的为骨量低下（或低骨量）；低 2.5 个及以上标准差的为骨质疏松；骨密度值符合骨质疏松诊断标准，同时伴有一处或多处脆性骨折的为严重骨质疏松。基于DXA测量的中轴骨(腰椎1～4、股骨颈或全髋）骨密度或桡骨远端1/3的骨密度对骨质疏松的诊断标准是T值≤－2.5。

表5-1 基于DXA测定骨密度的分类标准

分类	T值
正常	T值≥－1.0
低骨量	－2.5＜T值＜－1.0
骨质疏松	T值≤－2.5
严重骨质疏松	T值≤－2.5+脆性骨折

建议骨密度随访在同一家医院进行，使用同一台机器，由同一位技术人员检测，扫描条件、感兴趣区与之前的保持一致，这样才有可比性。

38 DXA对人体有害吗?

DXA会让人受到X线照射，但其剂量非常小。采用常规扫描模式的全身DXA检查时剂量范围为0.08～4.6μSv，仅为胸部X线摄片检查的1/10，即使是较高剂量的扇形束扫描模式，也仅为6.7～31μSv。根据国家标准，公众年剂量限值水平是1mSv，一次DXA检查所受的辐射剂量不会超过0.05mSv，而目前的流行病学证据也表明，到目前为止，短时间受到的有效剂量照射小于100mSv时，尚无人群流行病学证据表明会引起健康效应。因此，DXA检查对人体健康的有害效应几乎可以忽略。特殊人群，如儿童、青少年和孕妇需格外关注，注意综合评估，权衡利弊。

39　什么是定量计算机断层照相术（QCT）?

QCT是在CT设备上，应用已知密度的体模（phantom）和相应的测量分析软件测量骨密度的方法。该方法可分别测量松质骨和皮质骨的体积密度，可较早地反映骨质疏松早期松质骨的丢失状况。QCT通常测量的是腰椎和/或股骨近端的松质骨骨密度。QCT腰椎测量结果预测绝经后妇女椎体骨折风险的能力类似于DXA腰椎测量评估。QCT测量也可用于骨质疏松的药物疗效观察。

40　什么是外周骨定量CT（pQCT）?

pQCT测量部位多为桡骨远端和胫骨。该部位测量结果主要反映的是皮质骨骨密度，可用于评估绝经后妇女髋部骨折的风险。因目前无诊断标准，尚不能用于骨质疏松的诊断及临床药物疗效判断。另外，高分辨 pQCT 除测量骨密度外，还可显示骨微结构及计算骨力学性能参数。

41 什么是定量超声（QUS）?

QUS 测量的主要是感兴趣区（包括软组织、骨组织、骨髓组织）结构对声波的反射和吸收所造成的超声信号的衰减结果，通常测量部位为跟骨。QUS 测量结果不仅与骨密度相关，还可提供有关骨应力、结构等方面的信息。目前主要用于骨质疏松风险人群的筛查和骨质疏松性骨折的风险评估，但还不能用于骨质疏松的诊断和药物疗效判断。目前国内外尚无统一的 QUS 筛查判定标准，可参考 QUS 设备厂家提供的信息，如结果显示疑似骨质疏松，应进一步进行 DXA 测量。

42 为什么需要在骨质疏松性骨折的危险人群中开展椎体骨折的筛查?

椎体骨折常因无明显临床症状而被漏诊，需要在骨质疏松性骨折的危险人群中开展椎体骨折的筛查。

胸腰椎X线侧位影像可作为判定骨质疏松性椎体压缩性骨折的首选检查方法。常规胸腰椎X线侧位影像检查的范围应分别包括胸4至腰1和胸12至腰5椎体。

43 哪些人需要进行胸腰椎X线侧位影像检查或DXA侧位椎体骨折评估（VFA）以了解是否存在椎体骨折?

符合以下任何一条，建议进行胸腰椎X线侧位影像检查及骨折判定：

（1）70岁以上，椎体、全髋或股骨颈骨密度T值≤−1.0。

（2）女性65～69岁，椎体、全髋或股骨颈骨密度T值≤−1.5。

（3）绝经后的女性和50岁以上男性，具有以下任一特殊危险因素：①成年期（≥50岁）出现非暴力性骨折；②较年轻时最高身高降低4cm以上；③1年内身高进行性降低2cm以上；④近期或现在正在进行长程（3个月以上）糖皮质激素治疗。

44 椎体骨折有哪些形态类型？有哪些程度？

基于胸腰椎X射线侧位影像并采用Genant目视半定量判定方法（见表5-2），椎体压缩性骨折的程度可以分为Ⅰ度、Ⅱ度、Ⅲ度或称轻度、中度、重度。该判定方法分度依据压缩椎体最明显处的上下高度与同一椎体后高之比；若全椎体压缩，则依据压缩最明显处的上下高度与其邻近上一椎体后高之比；椎体压缩性骨折的轻度、中度、重度判定标准分别为椎体压缩20%～25%、25%～40%及40%以上。

表5-2 Genant目视半定量判定方法

椎体骨折形态类型	椎体骨折程度
	正常
楔形变形　双凹变形　压缩变形	
	Ⅰ度：轻度骨折，与相同或相邻的椎骨相比，椎骨前、中、后部的高度下降20%～25%

续表

椎体骨折形态类型	椎体骨折程度
	Ⅱ度：中度骨折，与相同或相邻的椎骨相比，椎骨前、中、后部的高度下降 25% ～ 40%
	Ⅲ度：重度骨折，与相同或相邻的椎骨相比，椎骨前、中、后部的高度下降 40% 以上

45 骨质疏松患者除了做骨密度检查外还需要进行哪些检查?

已诊断和临床怀疑骨质疏松的患者至少应做以下几项基本检查，以助诊断和鉴别诊断。

（1）基本实验室检查：检查项目包括血常规，尿常规，肝、肾功能，血钙、血磷和血清碱性磷酸酶水平，血清蛋白电泳，尿钙、钠、肌酐和骨转换标志物等。原发性骨质疏松患者通常血钙、血磷和血清碱性磷酸酶值在正常范围内，当发生骨折时血清碱性磷酸酶水平可有轻度升高。如以上检查发现异常，则需要进一步检查，或转至相关专科做进一步鉴别诊断。

（2）骨骼 X 线影像：虽可根据常规 X 线影像骨结构稀疏评估骨质疏松，但 X 线影像显示骨质疏松时其骨质已丢失达 30% 以上。胸腰椎侧位 X 线影像检查可作为骨质疏松椎体压缩性骨折及其程度判定的首选方法。另外，X 线影像所示的骨密度受投照条件和阅片者主观判断等因素的影响，且不易量化评估，故 X 线影像不用于骨质疏松的早期诊断。但根据临床症状和体征选择性地进行相关部位的骨骼 X 线影像检查，可反映骨骼的病理变化，为骨质疏松的诊断和鉴别诊断提供依据。

（3）为进一步鉴别诊断，可酌情选择性地进行一些检查，如血沉、C 反应蛋白、性腺激素、血清泌乳素、25- 羟维生素 D［25-hydroxyvitamin D，25（OH）D］、甲状旁腺激素、甲状腺功能、尿游离皮质醇或小剂量地塞米松抑制试验、血气分析、本周尿蛋白、血轻链，甚至放射性核素骨扫描、骨髓穿刺或骨髓活检等。

46 为什么对已诊断和临床怀疑骨质疏松的患者还要进行抽血检查呢？要进行哪些检查？需要空腹吗？

因为骨质疏松可由多种病因导致。在诊断原发性骨质疏松之前，一定要重视和排除其他影响骨代谢的疾病，以免发生漏诊或误诊。需详细了解患者病史，评价可能导致骨质疏松的各种危险因素及药物，需特别强调的是，部分导致继发性骨质疏松的疾病可能缺少特异的症状和体征，有赖于进一步辅助检查。这些辅助检查包括基本实验室检查，如血常规，肝、肾功能，血钙、血磷和血清碱性磷酸酶水平，血清蛋白电泳和骨转换标志物等，必要时也可酌情选择性进行以下检查，如血沉、C 反应蛋白、性腺激素、血清泌乳素、25- 羟维生素 D［25（OH）D］、甲状旁腺激素、甲状腺功能、小剂量地塞米松抑制试验、血气分析、血轻链等。由于进食对部分检查项目有较大影响，因此建议患者空腹进行抽血检查。

47　什么是骨转换标志物?

骨转换标志物（bone turnover markers，BTMs），是骨组织本身的代谢（分解与合成）产物，简称骨标志物。骨转换标志物分为骨形成标志物和骨吸收标志物，前者反映成骨细胞活性及骨形成状态，后者代表破骨细胞活性及骨吸收水平。

48 为什么要测定骨转换标志物?

在正常人不同年龄段和处于不同疾病状态时，血循环或尿液中的骨转换标志物水平会发生不同程度的变化，代表了全身骨骼代谢的动态状况。这些标志物的测定有助于鉴别原发性和继发性骨质疏松、判断骨转换类型、预测骨丢失速率、评估骨折风险、了解病情进展、选择干预措施、监测药物疗效和依从性等。原发性骨质疏松患者的骨转换标志物水平往往正常或轻度升高。如果骨转换标志物水平明显升高，则需排除高转换型继发性骨质疏松或其他疾病的可能性，如原发性甲状旁腺功能亢进症、畸形性骨炎及转移性骨肿瘤等。

49 骨转换标志物包括哪些?临床上常用的有哪些?

常见的骨转换标志物如下。

骨形成标志物：血清碱性磷酸酶（alkaline phosphatase，ALP），血清骨钙素（osteocalcin，OC），血清骨特异性碱性磷酸酶（bone alkaline phosphatase，BALP），血清I型原胶原C端前肽

（procollagen type I C–peptide，PICP），血清 I 型原胶原 N 端前肽（procollagen type Ⅰ N–peptide，PINP）

骨吸收标志物：空腹 2h 尿钙与肌酐比值（ratio of urinary calcium to creatinine，UCa/Cr），血清抗酒石酸酸性磷酸酶（tartrate resistant acid phosphatase，TRACP），血清Ⅰ型胶原 C 末端肽交联（serum C–terminal telopeptide of type Ⅰ collagen，S–CTX），尿吡啶啉（urinary pyridinoline，Pyr），尿脱氧吡啶啉（urinary deoxypyridinoline，D–Pyr），尿Ⅰ型胶原 C 末端肽交联（urinary C–terminal telopeptide of type Ⅰ collagen，U–CTX），尿Ⅰ型胶原 N 末端肽交联（urinary N–terminal telopeptide of type Ⅰ collagen，U–NTX）

在以上诸多标志物中，临床使用较多的是空腹血清Ⅰ型原胶原 N 端前肽和空腹血清Ⅰ型胶原 C 末端肽交联，分别为反映骨形成和骨吸收敏感性较高的标志物。

六 骨质疏松的防治

50 骨质疏松的防治目标是什么?

骨骼强壮是维持人体健康的关键，骨质疏松的防治应贯穿于生命全过程， 骨质疏松性骨折会增加致残率或致死率，因此骨质疏松的预防与治疗同等重要。骨质疏松的主要防治目标包括改善骨骼生长发育，促使成年期达到理想的峰值骨密度，维持骨量和骨质量，预防增龄性骨丢失，避免跌倒和骨折。骨质疏松初级预防，指尚无骨质疏松但具有骨质疏松危险因素者，防止或延缓发展为骨质疏松，并避免发生骨折。骨质疏松二级预防和治疗，指已有骨质疏松或已经发生过脆性骨折者，避免发生骨折或再次骨折。骨质疏松的防治措施主要包括基础措施、药物干预和康复治疗。

51 哪些人需要进行骨质疏松治疗?

有效的抗骨质疏松药物可以增加骨密度，改善骨质量，显著降低骨折的发生风险，应进行骨质疏松药物治疗的人主要包括经骨密度检查确诊为骨质疏松的患者、已经发生过椎体和髋部等部位脆性骨折者、骨量减少但具有高骨折风险者。

52 不同人群钙摄入量是多少？

《中国居民营养与慢性病状况报告（2015）》显示，我国居民膳食钙的平均摄入水平为 366.1mg/d，低于推荐摄入量。不同人群对钙的需求量不同，《中国居民膳食指南（2022）》推荐的每日钙摄入量如下：

儿童：学龄前儿童的每日钙推荐摄入量为 800mg；7 ～ 12 岁儿童每日钙推荐摄入量为 1000 ～ 1200mg。

青少年：每日钙推荐摄入量为 1000mg。

孕妇：孕早期每日钙推荐摄入量为 800mg，孕中期、晚期为 1000mg。

成年人：每日钙推荐摄入量为 800mg。

老年人：每日钙推荐摄入量为 1000mg。

53 钙补充剂种类较多，怎么选择？

钙补充剂选择需考虑其钙元素含量、安全性和有效性。不同种类钙补充剂中的钙元素含量如表 6–1 所示。碳酸钙含钙量高，吸收率高，易溶于胃酸，常见不良反应为上腹不适和便秘等。枸橼酸钙含钙量较低，但水溶性较好，胃肠道不良反应小，且枸橼酸有可能减少肾结石的发生，适用于胃酸缺乏和有肾结石风险的患者。高钙血症和高钙尿症患者应避免使用钙补充剂。服用钙补充剂需适量，超大剂量服用钙补充剂可能会增加患肾结石和心血管疾病的风险。

表 6-1　不同钙补充剂中钙元素含量

化学名	钙元素含量 /%
碳酸钙	40.00
磷酸钙	38.76
氯化钙	36.00
醋酸钙	25.34
枸橼酸钙	21.00
乳酸钙	18.37
葡萄糖酸钙	9.30
氨基酸螯合钙	20.00

54　补钙会引起肾结石吗?

肾结石的形成主要受到遗传、环境和营养等多种因素共同影响，但和补钙基本没多大关系。肾结石由一些晶体物质（如钙、草酸、尿酸、胱氨酸等）和有机基质（如基质 A、酸性黏多糖等）在肾脏的异常聚积所致，80% 以上的肾结石为草酸钙，多与高钙尿症、高草酸尿症及尿中抑制结石的晶体不足有关。通俗地讲，尿钙增多易形成肾结石。高钙尿症主要可以分为原发性和继发性。原发性疾病主要见于系统性的疾病，比如原发性甲状旁腺功能亢进症、甲亢，以及原发性的骨质疏松等由代谢性因素引起的疾病，可以导致尿液当中的钙增加。继发性因素包括破骨细胞瘤，或者原发性骨肿瘤，可以使骨中的钙流失到血液中，导致尿液的钙增加。所以需要针对原发性疾病进行治疗。

体内的钙主要来源于外源性补充，包括食物和钙补充剂，尿中的草酸则来源于食物和甘氨酸、羟基脯氨酸、乙醇酸的代谢。尿中的草酸和钙的结合是形成肾结石的重要诱因。已有的研究提示，草酸钙结石的形成主要取决于草酸浓度。虽然肾结石主要是草酸与钙结合而形成的草酸钙结石，但是在草酸钙结石形成机制中，草酸的作用要比钙大得多，在不补充外源性钙的情况下，体内过高浓度的草酸也会和骨释放的钙离子结合。低钙摄入会增加肠道草酸吸收，从而增加尿中的草酸。补充的钙通过与肠道内的草酸结合，在肠道中形成无法溶解吸收的草酸钙，随粪便排出体外，进而降低身体对草酸的吸收以及肾结石形成的概率。所以科学合理地补钙有助于预防肾结石的发生。

55 什么时间补钙最合适?

晚餐后是人体补钙的最佳时间。这是因为按正常的激素分泌调节作用，人体在晚间 12 点以后至凌晨时间段内，血钙最低，这时钙补充剂的吸收率最高，利用最好。钙补充剂注意不要与含草酸的食物同服，如菠菜、雪菜、苋菜、空心菜、竹笋、洋葱、茭白、毛豆等，草酸容易与钙结合而影响钙吸收。所以补钙期间最好先将这些蔬菜放到热水中汆一下再食用，或在食用了这些蔬菜后 3 ～ 4 小时再服用钙补充剂。

56 为什么要补充维生素 D?

充足的维生素 D 可增加肠道对钙的吸收，促进骨骼矿化，保持肌力，改善平衡能力和降低跌倒风险。维生素 D 不足可导致继发性甲状旁腺功能亢进症，增加骨吸收，从而引起或加重骨质疏松。同时补钙和补充维生素 D 可降低骨质疏松性骨折风险。维生素 D 不足还会影响其他抗骨质疏松药物的疗效。

 57 如何补充维生素 D？

根据《中国居民膳食指南（2022）》的维生素 D 推荐摄入量（见表 6-2），65 岁以下人群，推荐其维生素 D 摄入量为 400IU/d；65 岁及以上老年人因缺乏日照、摄入和吸收障碍常缺乏维生素 D，推荐其摄入量为 600IU/d；可耐受最高摄入量为 2000IU/d；维生素 D 用于骨质疏松防治时，剂量可为 800 ~ 1200IU/d。对于日光暴露不足者和老年人等维生素 D 缺乏的高危人群，建议酌情检测血清 25（OH）D 水平，以了解患者维生素 D 的营养状态，指导其维生素 D 的补充。不建议 1 年单次较大剂量进行普通维生素 D 的补充。

表 6-2 维生素 D 推荐摄入量

年龄段	维生素 D 推荐摄入量 /（IU/d）
＜ 65 岁	400
≥ 65 岁	600
孕期、哺乳期	400

58 如何科学晒太阳?

充足的日照可以促进体内维生素 D 的合成，建议上午 11：00 到下午 3：00 之间，尽可能多地暴露皮肤于阳光下 15 ～ 30 分钟（取决于日照时间、纬度、季节等因素），每周两次，以促进体内维生素 D 的合成，尽量不涂抹防晒霜，以免影响日照效果。但需注意避免强烈阳光照射，以防灼伤皮肤。

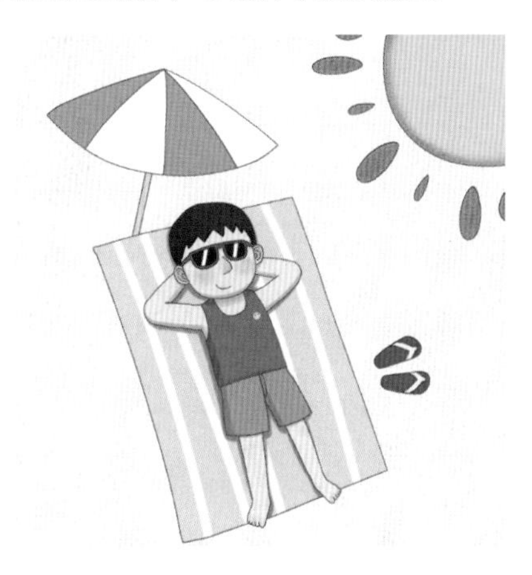

59 什么是普通维生素 D？

维生素 D 包括维生素 D_2 和维生素 D_3，维生素 D_2 主要来源于植物性食物，比如经紫外线照射的蘑菇就是维生素 D_2 含量较为丰富的植物性食物，而维生素

D_3 主要来源于动物性食物，如多脂肪的野生海鱼，包括野生三文鱼、鳕鱼、沙丁鱼、鲭鱼、金枪鱼等。由于富含维生素 D_2 或维生素 D_3 的食物种类很少，维生素 D 主要来源于机体皮肤内合成的维生素 D_3，所以建议科学晒太阳，增加自身合成的维生素 D_3。另外，市面上有普通维生素 D 补充剂。

60 什么是活性维生素 D 及其类似物?

维生素 D 被吸收入血后与一种称为维生素 D 结合蛋白的载体结合，随后被运输到肝脏。在肝脏，维生素 D 在 25–羟化酶催化下转变为 25（OH）D，进入血液循环后同样与维生素 D 结合蛋白结合，随后被运输到肾脏，在肾脏 1α– 羟化酶催化下生成具有激素活性的代谢产物 1，25（OH）$_2$D，这就是活性维生素 D，又称为骨化三醇。而阿法骨化醇［1α（OH）D_3］是维生素 D 经过 1α–羟化酶羟基化后的产物，在体内存在量极小。骨化三醇和阿法骨化醇均可通过人工来合成，目前已投入临床使用。活性维生素 D 及其类似物更适用于老年人、肾功能减退和 1α–羟化酶缺乏或减少的患者，具有提高骨密度、减少跌倒、降低骨折风险的作用。

61 补充维生素 D 会中毒吗?

普通维生素 D 安全剂量范围宽，极少有人会长期使用超过最大耐受剂量的维生素 D，少有因普通维生素 D 摄入过量而导致中毒的报道。按生理剂量补充普通维生素 D 导致高钙血症的风险非常小，不需常规监测血钙及尿钙。典型的维生素 D 中毒表现为出现高血钙及其相关症状，如烦渴、多尿、呕吐、食欲下降、肾结石等。通常可通过检测血清 25（OH）D 浓度判断是否维生素 D 中毒。

62 活性维生素 D 及其类似物使用过程中需要注意什么?

活性维生素 D 及其类似物导致高尿钙的风险明显高于普通维生素 D，特别是联合服用钙补充剂时。活性维生素 D 剂量越大，患高钙血症的风险越高。活性维生素 D 的半衰期短，一旦发现用药期间出现高尿钙或高血钙，应立即减量或停药，特别需要注意同时减少钙补充剂和含钙食物的摄入，血钙水平多数能很快恢复。对于需要长期使用活性维生素 D 治疗的患者，建议在启动治疗后的第 1 个月、第 3 个月和第 6 个月分别监测尿钙、尿磷、血钙、血磷水平，此后建议每年监测两次血钙、血磷、尿钙、尿磷及肾功能，以确定长期治疗方案的安全性。慢性肾功能不全需持续透析的患者，无法测定尿钙、尿磷，使用活性维生素 D 期间需动态监测甲状旁腺激素、血钙、血磷是否达标，并每年监测异位钙化情况，根据结果及时调整药物剂量。

63 补充维生素 D 和钙是不是就可以治疗骨质疏松?

骨质疏松的治疗包括基础治疗和药物治疗。基础治疗主要用于骨质疏松的预防，包括调整生活方式和补充钙、维生素 D 等。补充钙和维生素 D 或者活性维生素 D 是骨质疏松的基本治疗方法。骨质疏松药物治疗的主要目的是维持或提高骨量，防止已存在骨量减少的患者发生骨质疏松，更重要的是降低骨质疏松患者发生骨折的风险。抗骨质疏松的药物按作用机制可分为骨吸收抑制剂、骨形成促进剂、其他机制类药物及传统中药。

64 钙和维生素 D 可以一起服用吗?

建议两者一起服用，维生素 D 可以促进肠道对钙的吸收，而且能促进肾脏对钙的重吸收，从而减少钙的流失，促进钙的利用，也就是不仅帮助人体吸收钙，还可增加肌力、提高神经肌肉协调性，以防跌倒。市场上有很多钙补充剂就是钙和维生素 D 的复合制剂。

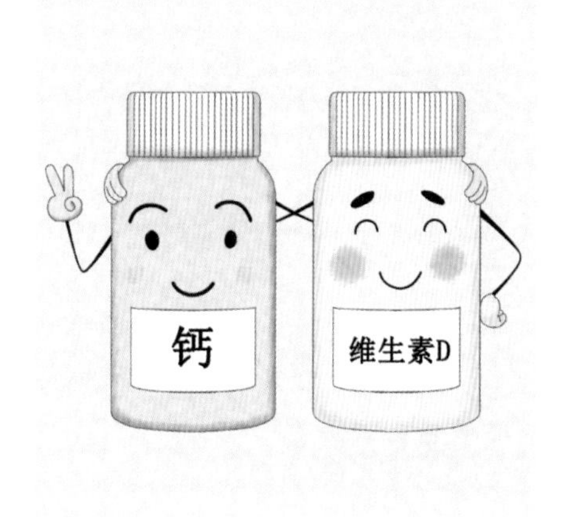

65 如何选择适合的抗骨质疏松药物?

骨质疏松的药物治疗已逐步采用依据骨折风险分层选择药物的治疗策略。骨折高风险者，可首选口服双膦酸盐类药物（如阿仑膦酸钠、利塞膦酸钠等），口服不耐受者可选择唑来膦酸或地舒单抗；极高骨折风险者，初始用药可选择特立帕肽、唑来膦酸、地舒单抗、罗莫佐单抗或续贯治疗，而髋部骨折极高风险者，可优先选择唑来膦酸或地舒单抗。

66 双膦酸盐类药物有哪些？

双膦酸盐是目前临床上应用最为广泛的抗骨质疏松药物。双膦酸盐抑制破骨细胞功能，从而抑制骨吸收。不同双膦酸盐抑制骨吸收的效力差别很大，使用剂量及用法也有差异。目前用于防治骨质疏松的双膦酸盐主要包括阿仑膦酸钠、唑来膦酸、利塞膦酸钠、伊班膦酸钠、依替膦酸二钠和氯膦酸二钠等。

67 双膦酸盐类药物使用需要注意什么？禁忌证有哪些？

（1）胃肠道不良反应：少数患者可能发生轻度胃肠道反应，包括上腹疼痛、反酸等症状。故除严格按说明书提示的方法服用外，有活动性胃和十二指肠溃疡者、返流性食管炎者、功能性食管活动障碍者慎用。肠吸收不良的情况，可能影响双膦酸盐的吸收。

（2）一过性“流感样”症状：首次口服或静脉输注可出现一过性发热、骨痛和肌痛等流感样不良反应，多在用药3天内明显缓解，症状明显者可用非甾体抗炎药或其他解热镇痛药对症治疗。

（3）肾脏毒性：肾功能异常的患者，应慎用此类药物或酌情减少药物剂量，特别是静脉滴注双膦酸盐类药物，每次输液前应检测肾功能。

（4）下颌骨坏死：骨质疏松患者发生下颌骨坏死的概率仅为0.001% ～ 0.01%，略高于正常人群（＜ 0.001%）。超过90%的下颌骨坏死发生于恶性肿瘤患者应用大剂量静脉输注双膦酸盐后，发生率为1% ～ 15%；也可见于存在严重口腔疾病的患者，如有严重牙周病或经历多次牙科手术的患者等。有严重口腔疾病或需接受牙科手术的患者，不建议使用此类药物。降低下颌骨坏死风险的措施包括：在开始双膦酸盐治疗前完成必要的口腔手术，在拔牙后正确闭合创面，手术前后使用抗生素，采用抗菌漱口液，保持良好的口腔卫生习惯。已使用双膦酸盐治疗的患者，需行复杂侵入性口腔手术时，建议暂停双膦酸盐治疗3~6个月后，再实施口腔手术，术后3个月如无口腔特殊情况，可恢复使用双膦酸盐类药物。

（5）非典型股骨骨折：即在低暴力下发生在股骨小转子以下到股骨髁之间的骨折，可能与长期应用双膦酸盐类药物有关。长期（3年以上）使用双膦酸盐类药物的患者，一旦出现大腿或者腹股沟部位疼痛，应进行相关检查，明确是否存在非典型股骨骨折。

68 什么是降钙素？

降钙素是一种钙调节激素，能降低破骨细胞的生物活性，减少破骨细胞数量，减少骨丢失并增加骨量。降钙素类药物能明显缓解骨痛，对骨质疏松及骨质疏松性骨折引起的骨痛有效。目前应用于临床的降钙素类制剂有两种：鳗鱼降钙素类似物和鲑降钙素。

69 降钙素在骨质疏松中如何应用？

降钙素总体安全性良好，少数患者使用后出现面部潮红、恶心等不良反应，偶有过敏现象，可按照药品说明书的要求，确定是否做过敏试验。降钙素类制剂应用疗程要视病情及患者的其他条件而定。长期使用（6个月或更长时间）鲑降钙素口服或鼻喷制剂与恶性肿瘤风险轻微增加相关，但无法肯定该药物与恶性肿瘤之间的确切关系。鉴于鼻喷剂型鲑降钙素具有潜在增加肿瘤风险的可能，鲑降钙素连续使用时间一般不超过3个月。

70 激素替代治疗如何防治骨质疏松?

激素替代治疗（hormone replacement therapy，HRT）是指对雌激素缺乏的绝经后妇女补充雌激素及孕激素以缓解其更年期症状的治疗方法，包括雌激素补充疗法、孕激素补充疗法。HRT通过降低骨小梁的骨丢失，明显降低骨折的总发生率，是绝经后骨质疏松的一线治疗方法，用药5～10年可使绝经后妇女骨质疏松性骨折的发生率明显降低。一般认为HRT在绝经后5年内效果比较明显，越早使用越好，不受年龄和合用孕激素的影响，HRT中断之后药效便消失。建议HRT治疗的同时补充钙和维生素D，以提高疗效。

71 绝经激素治疗过程中需注意什么?

绝经激素治疗可能会使乳腺癌和子宫内膜癌的发生危险增加，偏头痛、深静脉血栓和肺栓塞的发生危险增加等。有乳腺癌、子宫内膜癌家族史和近期血栓栓塞性疾病史者，合并严重肝疾病、红斑狼疮和血卟啉病者应禁用；有心绞痛、未控制的高血压者和充血性心力衰竭者慎用。

72 绝经激素治疗需遵循什么原则?

（1）有适应证，无禁忌证（保证利大于弊）。

（2）绝经早期开始用(小于60岁或绝经不到10年)，收益更大，风险更小。

（3）有子宫妇女一定要加用孕激素，尽量选择对乳腺影响小的孕激素。

（4）血栓高危妇女，如需绝经激素治疗，可选择非口服雌激素。

（5）仅有泌尿生殖道萎缩局部问题，尽量局部用药治疗。

（6）应用最低有效剂量。

（7）治疗方案个体化。

（8）坚持定期随访和安全性监测（尤其是乳腺和子宫）。

（9）对治疗年限无明确限制，是否继续用药，应根据个体的特点和需求及每年体检结果进行利弊评估后做出决定。

73 中药可以治疗骨质疏松吗?

按骨质疏松的发病机制和临床表现，中医药学中相近的病症有骨痿或骨痹。骨痿，见于没有明显的疼痛表现，或仅感觉腰背酸软无力的患者(“腰背不举，骨枯而髓减”)，虚证居多；骨痹，症见“腰背疼痛或全身骨痛，伴身重、四肢沉重难举”的患者，常有瘀血阻络、损及筋骨，故以虚实夹杂为多见。根据虚则补之的原则，中医药学常按“肾主骨”“肝主筋”“脾主肌肉”而补之；依“不通则痛”或“不荣则痛”的理论，以补益肝肾、健脾益气、活血祛瘀为基本治法攻补兼施。所用药物中有效成分较明确的中成药有骨碎补总黄酮、淫羊藿总黄酮和人工虎骨粉；中药复方制剂主要有以补益为主的仙灵骨葆胶囊、左归丸，攻补兼施的芪骨胶囊、骨疏康胶囊。近年来，有关服用含有补骨脂成分的中药制剂导致肝损伤的报告较多，故建议有肝病的骨质疏松患者禁用该类制剂，遵医师建议服用。

74 骨质疏松患者如何进行骨折风险分层指导治疗?

骨质疏松的药物治疗已逐步采用依据骨折风险分层选择药物的治疗策略。可参考以下情况对骨质疏松患者进行骨折风险分层，以选择治疗骨质疏松的药物。

骨质疏松患者均属于骨折高风险者。

骨质疏松患者有以下任意一条危险因素，均属于极高骨折风险者：①近期发生脆性骨折（特别是24个月内发生脆性骨折）；②接受抗骨质疏松药物治疗期间仍发生骨折；③多发性脆性骨折（包括椎体、髋部、肱骨近端或桡骨远端等）；④正在使用可导致骨骼损害的药物如高剂量糖皮质激素（使用泼尼松龙7.5mg/d以上超过3个月）等；⑤DXA测量骨密度T值＜－3.0；⑥有高跌倒风险或伴有慢性疾病导致跌倒史；⑦使用FRAX®计算未来10年主要骨质疏松性骨折风险，结果大于30%或髋部骨折风险大于4.5%。

75 骨质疏松性疼痛如何缓解?

骨质疏松患者可出现腰背疼痛或全身骨痛，疼痛通常在翻身时、起坐时及长时间行走后出现，夜间或负重活动时疼痛加重。大部分骨质疏松患者经过骨质疏松治疗后疼痛会减轻或者缓解。疼痛改善不明显者，可使用降钙素类药物，能明显缓解骨痛，对骨质疏松及骨质疏松性骨折引起的骨痛均有效。物理治疗中的超短波、微波、经皮神经电刺激、中频脉冲等也可减轻骨质疏松性疼痛。

76 抗骨质疏松药物需要终身服用吗？

抗骨质疏松药物疗程应个体化、长期化，所有治疗至少应坚持 1 年，在治疗前和停药前都须全面评估骨质疏松性骨折的发生风险，并对患者进行骨折风险分层管理。骨质疏松患者如果口服双膦酸盐类药物治疗 5 年后或静脉输注双膦酸盐类药物治疗 3 年后，经评估显示骨密度改善或骨折风险低，可考虑停药一段时间。但在双膦酸盐类药物的药物假期中，要关注可能出现的风险：双膦酸盐类药物治疗进入药物假期的患者随着停药时间的延长，可能出现骨密度下降、骨转换标志物上升、骨折风险增加的情况。需要重启抗骨质疏松药物治疗，可以恢复使用双膦酸盐类药物或其他抗骨质疏松药物。 除双膦酸盐类药物以外，其他抗骨质疏松药物均无药物假期。使用地舒单抗治疗5~10年后应重新评估骨折风险。仍然处于高骨折风险的患者，可序贯其他抗骨质疏松药物或继续进行地舒单抗治疗。特立帕肽目前批准疗程不超过24个月，罗莫佐单抗批准疗程为12个月，这些药物均为短效作用药物，疗程结束或停药后，须开启序贯治疗。

77 什么是骨质疏松治疗的药物假期?

骨质疏松治疗的药物假期，是指患者在使用某种药物治疗一段时间后，取得了骨密度增加、骨折风险下降的满意疗效，应暂停该药的使用。药物假期实施的目的是安全，这里的安全有两个含义：首先是疾病本身（骨质疏松及骨质疏松性骨折）经过治疗后病情改善，且在药物暂停后仍得以保持；其次是药物暂停后可能的药物不良反应风险下降。

药物假期的概念包括以下重要内容：首先，药物假期是疗效达标后，药物选择性暂停使用，而非永久性停用；其次，药物假期有助于减少或避免长期用药可能发生的不良反应；第三，在药物假期期间必须监测，一旦病情发生变化，用药指征出现，应立刻恢复药物治疗。

78 什么情况下抗骨质疏松药物需要序贯治疗?

骨质疏松的长期药物序贯治疗不仅有助于有效增加骨密度，持续降低骨折风险，而且有显著的药物经济学价值。特别是如下情况要考虑药物序贯治疗：①某些骨吸收抑制剂治疗失效、疗程过长或存在不良反应；②骨形成促进剂（甲状旁腺激素类似物等）的推荐疗程结束，但患者骨折风险仍高，需进行后续治疗；③特立帕肽或地舒单抗等短效作用药物停药之后，须维持治疗效果。

79 骨质疏松治疗过程中需对哪些情况进行监测?

骨质疏松是一种慢性疾病，其治疗是一个长期的过程，在治疗期间应对如下情况进行监测：①疗效；②钙和维生素 D 的摄入是否充足；③药物的不良反应；④对治疗的依从性；⑤新出现的可能改变治疗预期效果的共患病。

骨质疏松药物治疗的目的是缓解骨痛等症状，提高骨强度，降低骨折风险。临床上，对疗效的监测受限于缺少直接检测骨强度的临床工具，目前可使用替代指标进行监测，如骨密度和骨转换标志物及脊椎影像学检查结果等。

80 如何提高骨质疏松患者治疗的依从性?

依从性低是骨质疏松治疗中普遍存在的问题，提高依从性是防治诸如骨质疏松等慢性无症状性疾病所面临的挑战。因为患者对疾病危害的认知度低，坚持治疗的积极性不够。时间越久，越易被忽视，依从性越低，从而影响骨质疏松的治疗效果。

提高骨质疏松治疗的依从性需要有效的医患沟通，密切监测，及早发现存在的问题。树立有效治疗可降低骨折风险的信念，有助于维持患者良好的依从性；及时告知患者骨转换标志物和骨密度结果，并解释其与骨折风险的关系，鼓励患者坚持治疗；应用简便的治疗方案也有助于提高依从性。

 81 骨密度检测在疗效监测中起什么作用？

使用抗骨吸收药物治疗时，骨密度的增加仅能解释部分骨吸收抑制剂治疗相关的骨折风险下降，早期监测骨密度的变化对预测抗骨吸收药物治疗反应的价值有限，建议骨吸收抑制剂治疗至少持续 1 年再行骨密度检测。使用促骨形成药物治疗时，骨密度的增加与临床骨折风险的下降密切相关。骨密度的增加不但取决于所使用的药物，而且与 DXA 检测中所采取的严格标准化质控有关。推荐在药物首次治疗或改变治疗后每年重复进行骨密度测量，以监测疗效。

82 骨转换标志物在治疗监测中起什么作用？

在骨质疏松药物治疗中，骨转换标志物的变化明显早于骨密度。当用强效的抗骨吸收治疗时，骨转换标志物快速下降，并于几个月内降至较低平台期，这种骨转换标志物短期的下降与后续持久的骨密度变化和骨折风险的下降相关。而对促骨形成药物如特立帕肽，早期的骨形成标志物的升高预示着随后骨密度增加。骨转换标志物应采集禁食过夜标本。如重复测定，应在相同时间采集标本并在同一实验室检测。建议在使用抗骨质疏松药物治疗前检测骨转换标志物水平，在药物治疗后每隔3~6个月检测患者的骨转换标志物水平，以了解骨转换标志物的变化，判断药物治疗效果及患者对治疗的依从性，以便进一步调整治疗方案。

83 脊椎影像学检查在骨质疏松诊治中起什么作用?

每年进行精确的身高测定对于判断骨质疏松治疗效果非常重要。当患者身高降低2cm以上时，无论是急性的还是渐进性的，均应进行脊椎影像学检查，以明确是否有新脊椎骨折发生。在为明确是否有椎体骨折而行首次脊椎影像学检查后，若再次出现提示新发椎体骨折的状况，如身高降低、出现新的腰背痛、形体变化或在做胸部X线检查时偶然发现新的脊椎畸形，应再次行相应的脊椎影像学检查。若患者考虑短暂停药（或药物假期），应重复进行脊椎影像学检查以明确有无新发椎体骨折；若治疗期间仍有新发椎体骨折，则表明需要进行更强的治疗或继续治疗，而不是考虑停药。

84 骨质疏松的康复治疗有哪些?

骨质疏松的防治措施主要包括基础措施、药物干预和康复治疗。骨质疏松的康复治疗主要包括运动疗法、物理因子治疗、作业疗法及康复工程等。

85 什么是物理因子治疗?

物理因子治疗包括脉冲电磁场、体外冲击波、全身振动、紫外线等治疗，可增加骨量。超短波、微波、经皮神经电刺激、中频脉冲等治疗可减轻疼痛。骨质疏松性骨折患者或者骨折延迟愈合的患者可选择低强度脉冲超声波、体外冲击波等治疗以促进骨折愈合。神经肌肉电刺激、针灸等治疗可增强肌力、促进神经修复、改善肢体功能。联合治疗方式与治疗剂量需依据患者病情与自身耐受程度选择。

86 什么是作业疗法?

作业疗法以针对骨质疏松患者的康复宣教为主，包括告知患者正确的姿势，改变不良生活习惯，提高安全性。作业疗法还可分散患者注意力，减少对疼痛的关注，缓解由骨质疏松引起的焦虑、抑郁等不利情绪。

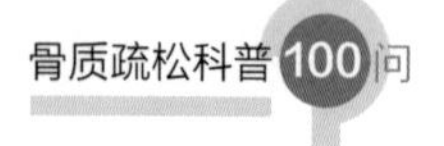

87 什么是康复工程?

在对骨质疏松患者的康复管理中，应积极推动康复医疗与康复辅助器具配置服务的衔接融合。行动不便者、跌倒高风险者可选用拐杖、助行架、髋部保护器等辅助器具，建议佩戴防跌倒手表，以提高行动能力，减少跌倒及骨折的发生。急性或亚急性骨质疏松性椎体骨折的患者可使用脊柱支架，以缓解疼痛、矫正姿势、预防再次发生骨折等。应对不安全的环境进行适当改造，如将楼梯改为坡道、卫生间增加扶手等，以降低跌倒发生的风险。

88 骨质疏松患者是不是不能运动?

不是。运动可改善机体敏捷性、姿势，提高力量和平衡性等，降低跌倒风险。运动还有助于增加骨密度。建议进行有助于骨健康的体育锻炼和康复治疗。适合骨质疏松患者的运动包括负重运动等，推荐规律的负重及肌肉力量练习，以降低跌倒和骨折风险。肌肉力量练习包括重量训练、行走、慢跑、太极拳、瑜伽、舞蹈和乒乓球等。运动应循序渐进、持之以恒。

骨质疏松患者开始新的运动训练前应咨询临床医生，进行相关评估。

89 体育锻炼如何在骨质疏松预防中起作用?

运动疗法简单实用，不仅可增强肌力与肌耐力，改善平衡，提高协调性与步行能力，还可提高骨密度，维持骨结构，降低跌倒与脆性骨折风险等，发挥综合防治作用。运动疗法需遵循个体化、循序渐进、长期

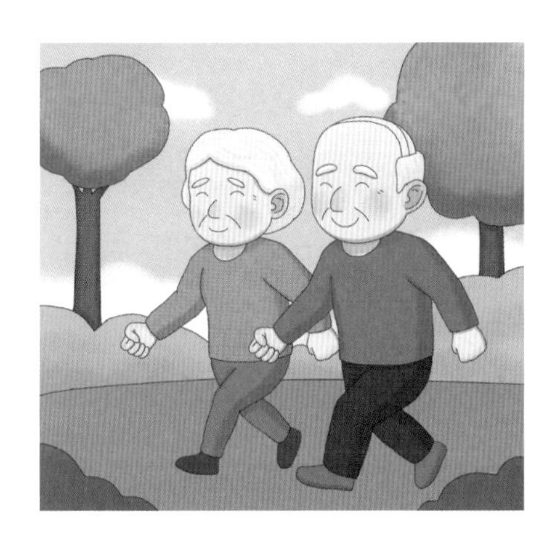

坚持的原则。治疗性运动包括有氧运动（如慢跑、游泳）、抗阻运动（如负重练习）、冲击性运动（如体操、跳绳）、振动运动（如全身振动训练）等。我国

传统健身方法太极拳等可增加髋部及腰椎骨密度，增强肌肉力量，改善韧带及肌肉、肌腱的柔韧性，提高本体感觉，加强平衡能力，降低跌倒风险。运动锻炼要注意少做躯干屈曲、旋转动作。骨质疏松性骨折早期应在保证骨折断端稳定性的前提下，加强骨折邻近关节被动运动（如关节屈伸等）及骨折周围肌肉的等长收缩训练等，以预防肺部感染、关节挛缩、肌肉萎缩及废用性骨质疏松；后期应以主动运动、渐进性抗阻运动及平衡协调与核心肌力训练为主。

90 如何预防跌倒？

预防跌倒的主要措施如下。

（1）治疗自身疾病（包括高血压、高血糖、脑卒中、肌少症等）。

（2）药物干预、补充维生素 D 等，提高肌力以及平衡能力。

（3）适当进行体育锻炼。

（4）改善外界环境，如使地面防滑、增加扶手、减少障碍物等。

（5）进行专业的平衡测试和能力测试。

91 什么是骨质疏松性椎体压缩性骨折（OVCF）？

骨质疏松性椎体压缩性骨折（osteoporotic vertebral compression fracture，OVCF）是指原发性骨质疏松导致脊柱椎体骨密度和骨质量下降，骨强度降低，椎体在轻微外伤甚至没有明显外伤的情况下即发生压缩性骨折，以胸/腰背部疼痛为主，伴或不伴下肢神经症状。经过X线检查，可以发现脊柱椎体发生不同程度的塌陷、变形，部分患者可有神经压迫的症状。部分患者在X线检查中可无明显症状，进行磁共振检查时可以发现明确的椎体异常信号改变，压缩性骨折的诊断成立。

92 骨质疏松性椎体压缩性骨折有什么临床表现？

大多数患者无明显外伤或仅有轻度外伤，甚至咳嗽、打喷嚏、弯腰等日常动作即可引起骨折。表现为急性或慢性持续性腰背部、胸背部疼痛，胸椎骨折可伴肋间神经放射痛，为相应节段神经分布区域的胸肋部疼痛。卧床休息时疼痛可减轻或消失，但在翻身、坐起、改变体位或行走等脊柱承载负荷时出现疼痛或疼痛加重，可伴有肌肉痉挛或抽搐。严重的椎体压缩性骨折尤其是多发性椎体骨折可导致脊柱后凸畸形，患者可出现身高降低和驼背现象。由于胸廓容积减小，患者肺活量下降，肺功能明显受限，使得原有的限制性肺病加重。脊柱后凸的加重，使得肋弓对腹部压力增大，产生饱胀感，导致饱感提前，食欲减退，导致营养不良。

 93 骨质疏松性椎体压缩性骨折治疗方法有哪些?

（1）非手术治疗：症状或体征较轻，影像学检查显示为轻度椎体压缩性骨折，无神经功能损害，或者不能耐受手术者可选择非手术治疗。治疗方法包括卧床休息，服用镇痛药物，佩戴支具，进行早期活动和功能锻炼，进行骨质疏松治疗。

（2）微创手术治疗：经皮穿刺椎体后凸成形术（percutaneous kyphoplasty，PKP）和经皮穿刺椎体成形术（percutaneous vertebroplasty，PVP）是目前首选的微创手术治疗方法。

（3）开放手术治疗：有脊髓及神经压迫症状和体征，严重后凸畸形需截骨矫形，以及不适合微创手术的不稳定椎体骨折患者，可选择开放手术治疗。

94 什么是经皮穿刺椎体成形术（PVP）和经皮穿刺椎体后凸成形术（PKP）？

PVP 通过经皮向骨折椎体注射骨水泥，能够迅速缓解疼痛，增强病椎的强度和刚度，防止椎体进一步塌陷和产生畸形，而且没有传统开放手术内固定带来的手术创伤以及远期可能出现的内固定失败。PKP 与 PVP 的区别是，PKP 先通过球囊扩张使压缩性骨折得到一定程度的复位，球囊取出后在椎体内形成的空腔有利于骨水泥低压力注入，有效降低骨水泥渗漏率。

95 骨质疏松性椎体压缩性骨折微创手术治疗有什么适应证和禁忌证？

适应证：非手术治疗无效，疼痛严重；椎体骨折不愈合或椎体内部有囊性病变、椎体坏死；不宜长时间卧床的患者、高龄患者宜考虑早期手术，可有效缩短卧床时间，减少骨折并发症的发生。

绝对禁忌证：不能耐受手术；有无痛的、陈旧的骨质疏松性椎体压缩性骨折；存在手术节段的局部感染或无法控制的全身感染；有严重的凝血功能障碍；对骨填充材料过敏。对于骨质疏松性椎体压缩性骨折患者尚未发生骨折的椎体，包括骨折节段的邻近椎体和已进行骨水泥强化节段的邻近椎体不应进行所谓的预防性强化。

相对禁忌证：有严重的椎体压缩性骨折，椎管内有骨块；有出血倾向；身体其他部位存在活动性感染；存在与椎体压缩性骨折无关的神经压迫引起的根性痛。

96 骨质疏松性椎体压缩性骨折手术治疗后可以痊愈吗？

骨质疏松性椎体压缩性骨折是骨质疏松常见的、严重的并发症之一，在治疗骨质疏松性椎体压缩性骨折时，既要重视骨折的治疗，也不能忽视骨折的原发病——骨质疏松的治疗。经皮穿刺椎体后凸成形术和经皮穿刺椎体成形术等手术治疗能帮助患者缓解疼痛，早日恢复生理能力，但手术仅能治疗骨折的椎体，对全身的骨质疏松无治疗作用，仍需根据患者的骨质疏松类型、骨转换指标及全身情况和激素水平等，制订个性化的抗骨质疏松长期治疗方案。

97 老年髋部骨折的治疗原则有哪些?

对于髋部骨折本身，在无绝对手术禁忌证的情况下应尽快手术治疗。老年髋部骨折的手术目的是允许患者术后尽早离床活动，并最终达到伤前的功能水平，使伤前可生活自理的老年人恢复正常的行走能力。术后尽早下地行走还可避免卧床导致的废用性骨丢失。同时，骨质疏松的老年髋部骨折患者均为再发骨折的高风险人群，应积极进行规范的骨质疏松治疗。骨质疏松基础治疗应与老年髋部骨折的外科处理同时进行，既往已经或正在接受骨质疏松治疗的患者不应停药。术后应尽早开始骨质疏松治疗，包括使用骨吸收抑制剂或骨形成促进剂。如患者术后复查随诊困难、无禁忌证，建议骨折术后出院前即接受积极的长效骨质疏松治疗。

98 骨质疏松治疗期间发生骨折提示治疗失败吗?

骨质疏松性骨折发生的原因非常复杂，不能简单地把骨折发生和治疗失败等同起来。骨质疏松药物治疗能降低骨折风险，但并不等同于不会骨折。因此治疗中发生新发骨折的患者，应该认识到不治疗则骨折的风险更大，可能会更早发生骨折或发生多次骨折。一旦发生骨折，应当首先评估是否按照医嘱进行治疗，明确是否存在继发性骨丢失的因素，排除其他代谢性骨病及其他药物或疾病的影响。

99 什么是骨折联络服务（FLS）

FLS（fracture liaison service）是一个涉及多学科、多专业的联合治疗体系，核心人员为联络员（通常为护士），其目标是确保所有老年脆性骨折患者接受骨质疏松的评估，并根据评估结果进行治疗；接受跌倒风险的评估，并根据需要进行干预。FLS 模式已在很多国家和地区获得了令人较为满意的效果。理想的 FLS，可以准确地识别脆性骨折患者，并进行骨质疏松及预防跌倒宣教；完善评估检查，包括跌倒风险评估、骨密度检查、骨转换标志物检测等；及时开始正确的骨质疏松治疗及预防跌倒的干预；通过长期的随访及疗效评价，最终达到降低脆性骨折再发生率、提高患者生活质量、减轻社会和家庭经济负担的目的。

对于骨质疏松性骨折患者，在临床诊治中涉及骨科、老年科、内科、麻醉科、康复科、营养科、精神心理科等多个科室。多学科协作的管理模式可显著提高患者的骨质疏松治疗率和治疗依从性，从而改善患者预后。多学科协作模式不仅是FLS的基本构架，而且完美契合了加速康复外科的理念，对患者的骨折及内科共患病进行综合管理，做到了个体化治疗，帮助患者快速康复。

100 骨质疏松患者如何选择适合的医疗机构?

骨质疏松的诊治按照疾病的轻、重、缓、急及治疗难易程度进行分级，不同级别的医疗机构承担不同状况疾病的治疗。

一级医疗机构：乡镇卫生院、村卫生室、社区卫生服务机构等基层医疗卫生机构，主要进行骨质疏松高危人群筛查，登记确诊的骨质疏松患者。开展社区人群骨质疏松及相关危险因素的健康教育，开展患者随访、基本治疗及康复治疗，将诊断不明者、有严重并发症者及时转往上级医疗机构诊疗。

二级医疗机构：负责骨质疏松临床初步诊断，制订个体化治疗方案，将诊断不明的患者及重症患者尽快转到三级医疗机构诊治，对病情稳定者进行随诊。

三级医疗机构：负责骨质疏松的确诊，根据需要完善相关检查，明确病因。开展综合及规范的治疗。治疗后病情稳定者可以转诊到一、二级医疗机构进行后续治疗、随访及康复。

参考文献

[1] 杨惠林，刘强，唐海 . 骨质疏松性椎体压缩性骨折患者抗骨质疏松规范治疗专家共识 [J]. 中华医学杂志，2018，98（11）：803-807.

[2] 张萌萌，张秀珍，邓伟民，等 . 骨代谢生化指标临床应用专家共识（2020）[J]. 中国骨质疏松杂志，2020，26（6）：781-796.

[3] 章振林，夏维波，金小岚，等 . 骨质疏松诊治进展及分级诊疗制度之讨论 [J]. 中国实用内科杂志，2016，36（11）：928-934.

[4] 中国康复医学会骨质疏松预防与康复专业委员会 . 骨质疏松性椎体压缩骨折诊治专家共识（2021）[J]. 中华医学杂志，2021，101（41）：3345-3353.

[5] 中国营养学会 . 中国居民膳食指南（2022）[M]. 北京：人民卫生出版社，2022.

[6] 中华医学会，中华医学会杂志社，中华医学会全科医学分会，等 . 原发性骨质疏松症基层诊疗指南（2019）[J]. 中华全科医师杂志，2020，19（4）：304-315.

[7] 中华医学会骨科学分会 . 骨质疏松性骨折后再骨折防治专家共识 [J]. 中华骨科杂志，2022，42（17）：1101-1111.

[8] 中华医学会骨科学分会创伤骨科学组，中华医学会骨科学分会外固定与肢体重建学组，国家骨科与运动康复临床医学研究中心，等 . 中国脆性骨折术后规范化抗骨质疏松治疗指南（2021）[J]. 中华创伤骨科杂志，2021，23（2）：93-101.

[9] 中华医学会骨质疏松和骨矿盐疾病分会 . 原发性骨质疏松症社区诊疗指导原则 [J]. 中华骨质疏松和骨矿盐疾病杂志，2019，12（1）：1-10.

[10] 中华医学会骨质疏松和骨矿盐疾病分会 . 原发性骨质疏松症诊疗指南（2022）[J]. 中华骨质疏松和骨矿盐疾病杂志，2022，15（6）：573-611.

[11] Haleblian G E，Preminger G M. Calcium Metabolism and Hypercalciuria[M]. London: Springer,2010.